A noite depois do sexo

CB034282

Editora Appris Ltda.
1.ª Edição - Copyright© 2023 da autora
Direitos de Edição Reservados à Editora Appris Ltda.

Nenhuma parte desta obra poderá ser utilizada indevidamente, sem estar de acordo com a Lei nº 9.610/98. Se incorreções forem encontradas, serão de exclusiva responsabilidade de seus organizadores. Foi realizado o Depósito Legal na Fundação Biblioteca Nacional, de acordo com as Leis nᵒˢ 10.994, de 14/12/2004, e 12.192, de 14/01/2010.

Catalogação na Fonte
Elaborado por: Josefina A. S. Guedes
Bibliotecária CRB 9/870

	Tavares, Maraysa
T231n	A noite depois do sexo / Maraysa Tavares. – 1. ed. –
2023	Curitiba : Appris, 2023.
	79 p. ; 21 cm.
	ISBN 978-65-250-4183-4
	1. Ficção brasileira. 2. Sexo. I. Título.
	CDD – 869.3

Appris
editora

Editora e Livraria Appris Ltda.
Av. Manoel Ribas, 2265 – Mercês
Curitiba/PR – CEP: 80810-002
Tel. (41) 3156 - 4731
www.editoraappris.com.br

Printed in Brazil
Impresso no Brasil

Maraysa Tavares

A noite depois do sexo

Appris
editora

FICHA TÉCNICA

EDITORIAL	Augusto V. de A. Coelho
	Sara C. de Andrade Coelho
COMITÊ EDITORIAL	Marli Caetano
	Andréa Barbosa Gouveia - UFPR
	Edmeire C. Pereira - UFPR
	Iraneide da Silva - UFC
	Jacques de Lima Ferreira - UP
SUPERVISOR DA PRODUÇÃO	Renata Cristina Lopes Miccelli
ASSESSORIA EDITORIAL	Tarik de Almeida
REVISÃO	Bruna Fernanda Martins
	Nathalia Almeida
PRODUÇÃO EDITORIAL	Jibril Keddeh
DIAGRAMAÇÃO	Yaidiris Torres
CAPA	Daniela Baumguertner

Dedico este livro ao meu filho, Pietro Amer Fernandes, pois graças a ele minha vida passou a ter sentido e me trouxe força para lutar contra meus monstros interiores.

A noite depois do sexo

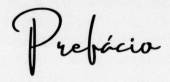

Caro leitor, uma coisa eu devo te dizer antes que prossiga nesta leitura, este livro vai mexer com algumas coisas dentro de você. Não se deixe levar por uma leitura superficial, movido apenas pelos seus instintos mais primários, este texto fala de coisas mais profundas. Você pode pensar que o erotismo é algo puramente sexual, mas eu te asseguro que não é bem assim. Siga lendo, mantenha seu coração aberto e verá camadas mais profundas da natureza humana. Nós somos seres complexos e costumamos elaborar nossos instintos com capas criativas, como pinturas de cores e espessura diversas, diferentes entre os indivíduos, mas sempre apoiados na mesma coisa: nossa necessidade de afeto! E aqui cabe uma pergunta: colorimos nossa natureza sexual com as cores do romantismo por puro condicionamento ou por uma necessidade inata de amor? A resposta não é óbvia e sem me atrever a questionar o que é o amor, proponho pensarmos sobre o romantismo. Em A Cama Na Varanda, a sexóloga Regina Navarro Lins explica que o romantismo impregnou nossas mentes por meio de um processo histórico, com origens e finalidades muito específicas e compreensíveis: o amor romântico é um constructo social. Ele está dentro de nós e isolá-lo pode ser um desafio inglório. Contraditoriamente, a sociedade moderna parece contestar e exigir um modelo diferente, no qual as relações humanas são mais instáveis, pedindo que a inconstância seja naturalmente constante.

A leitura me lembrou Zygmunt Bauman quando fala da modernidade líquida, revelando a fragilidade das relações humanas que se tornaram tão fluidas que agora são chamadas de líquidas. Este amor líquido é a expressão da insegurança alimentada por desejos conflitantes de estreitar os laços e, ao mesmo tempo, os manter afrouxados. A modernidade líquida aponta para uma necessidade de liberdade para transitar em múltiplos aspectos do que é o ato de amar.

É nesse meio ambiente contraditório que a autora expõe as dinâmicas das relações modernas que são naturalmente conflitantes. Parece que ainda queremos a segurança da forma antiga de amar e, ao mesmo tempo, desejamos a liberdade da modernidade líquida. Devemos considerar que alguns estão mais polarizados para o modelo romântico e outros polarizados pelo amor líquido, o que cria forças transformadoras dentro e fora de cada indivíduo.

Sobre a natureza ambígua destas necessidades é que o enredo se desenrola, com personagens se movendo pelos campos magnéticos destes dois polos incrivelmente complexos e poderosos. Com certeza você vai se comunicar com os sentimentos da personagem que vivência as expectativas de amar.

Dr. Murilo Lobato, psiquiatra.
Boa leitura!

Agradecimentos

A gratidão é um valor inegociável para mim, sou imensamente grata a muitas pessoas, se eu fosse citar todas seria um livro à parte. Vou focar em agradecer as três pessoas que foram cruciais no decorrer desse trecho em especial da minha vida.

À Gabrielle Alves, minha parceira, cujo jeito leal e autêntico me trazia para a realidade constantemente, e seu amor e cuidado eram como uma brisa suave em meio ao deserto, sutil, mas que me enchia de forças.

A minha psicóloga, Adriane Moreira, e meu psiquiatra, Murilo Lobato, que em todo o decorrer do meu tratamento não me julgaram, me acolheram e, com todo carinho e cuidado, me entregaram a bússola para que eu saísse das águas profundas da dor em que me encontrava.

Foi quando notou que Jesus se aproximava e, contemplando-o carinhosamente, o Mestre tocou-lhe os ombros com ternura, dizendo com inflexão paternal:
— Não recalcitres contra os aguilhões!...
Saulo compreendeu...
— Senhor, que quereis que eu faça?
— Levanta-te, Saulo!

(Francisco Cândido Xavier)

Sumário

Capítulo 01 15

Capítulo 02 19

Capítulo 03 21

Capítulo 04 25

Capítulo 05 27

Capítulo 06 39

Capítulo 07 45

Capítulo 08 47

Capítulo 09 51

Capítulo 10 55

Capítulo 11 63

Capítulo 12 69

Capítulo 13 73

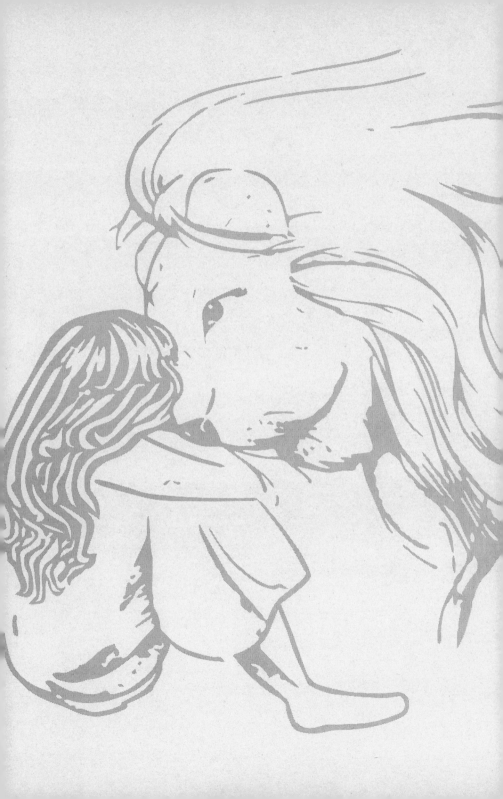

Capítulo 01

Entrou no ônibus. Fone no último volume, como sempre, ouvindo Beyonce na tentativa de conter as lágrimas que insistiam em correr após ver uma viatura da Polícia Civil do Distrito Federal (PCDF) que acabara de passar em sua frente, linda, reluzente, parecia que gritava: INCOMPETENTE, NUNCA SERÁ, NUNCA SERÁ! Três anos se dedicando para passar na prova, demorou para descobrir que nascera para ser policial, mas após essa descoberta deu tudo de si para conseguir. Contudo não foi suficiente, entregou a prova entre soluços, pois sabia que não ia passar. A prova foi no dia anterior, domingo, e na segunda de manhã, assim que chegou na parada, viu a viatura preta dos seus sonhos. Estava doendo, muito, o sentimento de incompetência a consumia, a dor era palpável.

Até que se sentiu observada, o que era estranho, pois estava tão imersa em seu sofrimento que por um segundo achou ser loucura sua. Ao olhar para o lado viu um homem tão alto que quase tocava o teto do ônibus, sua sobrancelha arqueada marcava seus olhos negros e intensos. Seus olhares se encontraram e, naquele momento, ela sentiu como se o mundo parasse. O choro cessou. Seu coração acelerou. Sua calcinha molhou. Intensidade definia aquele segundo. Ele desviou o olhar, ela também.

Assim que olhou para frente viu outra viatura da PCDF. Ficou indignada! Só pode ser brincadeira, sério. As lágrimas voltaram, claro. Se entregou à sua frustração e ficou remoendo cada dia dos últimos três anos na tentativa de encontrar seu maior erro.

Desceu do ônibus e quando estava parando de chorar, atravessando a faixa de pedestre, outra viatura! Essa da 1.ª Delegacia, para gritar mais alto que as outras: NUNCA SERÁ!

Quando entrou em sua sala, no serviço, não conseguia falar com ninguém, passou o dia inteiro chorando, era mais forte que ela. Às vezes o olhar daquele homem vinha em sua mente, muito intenso. Estava de máscara, então imaginava que ele era bonito. Negro, alto, nem magro e nem gordo, padrão.

Quando entrou no ônibus para ir embora se pegou procurando-o.

Ah pronto! Agora a bonita vai ficar neurótica com um desconhecido que a olhou no ônibus, provavelmente estava até com dó, pois percebeu que ela estava chorando. Enfim, ele não estava.

Na terça, assim que passou pela roleta o viu, e ele estava com o olhar fixo nela, mas logo desviou. Ela olhava de vez em quando e ele sempre a encarando, mas desviava o olhar quando percebia que ela olhava de volta.

Quarta, mesma coisa.

Quinta, exatamente igual.

Sexta: vou falar com ele! Quando passou pela roleta foi olhando fixamente para ele até parar a seu lado. Ele ficou desconcertado. Ela segurou na mesma barra que ele, ele saiu do lado dela. Surpresa. Confusa. Será que estou louca, gente? Passou a viagem inteira olhando para ele e ele nada, mal olhava para o lado. Desceu do ônibus indignada.

Passou o dia inteiro intrigada, ele não parou de olhar para ela durante todos esses dias e quando ela parou a seu lado ele mal se mexia. Teve momentos que não tinha onde segurar e não pegava na mesma barra que ela para não se aproximar. Decidiu que não ia mais pensar nesse cara, que ia pegar outro ônibus na segunda, na volta não precisava se preocupar, só o via na ida.

Entretanto, assim que entrou no ônibus, lá estava ele. Sentado, concentrado em algo no celular. A cena era engraçada, pois como ele era muito grande, mal cabia no espaço. Ela parou a seu lado e jogou a bolsa no chão como sempre fazia. Ele levantou a cabeça rapidamente para olhar quem fizera aquilo, voltou o olhar para o celular e logo depois olhou para ela de novo, só que devagar, olhou bem fixamente em seus olhos e arqueou mais ainda a sobrancelha, como se estivesse reprovando algo. Ela ignorou, continuou olhando para frente.

Ficou olhando as coisas que ele via no celular. Foi mais forte que ela. Não tinha foto com mulher. Estava ouvindo funk. Só conversava com homens.

Ela, agoniada com a situação, decidiu fazer algo para ter certeza se havia um clima ou era coisa da cabeça dela. Então, lentamente desceu a mão em sua cabeça e fez um carinho rápido. Ele mexeu a cabeça devagar, bem sutil. Ela não entendeu se era um não. Fez de novo, só que dessa vez um pouco mais forte. E ele respondeu com um negativo bem forte. Ela sentiu uma revolta percorrer seu corpo, sentiu vergonha, rejeição, sua vontade era se jogar da janela. Pegou sua bolsa e foi para o fundo do ônibus repetindo loucamente em sua mente:

— Nunca mais olho pra esse cara! Nunca mais, nunca mais...

Ficou o restante da viagem se sentindo a mulher mais ridícula do mundo, sem olhar para os lados. Quando foi chegando em sua parada ele levantou de uma vez, e o que ela fez? Olhou pra ele.

— Idiota! Fracaaaaaa...

Ele ficou parado olhando fixamente para ela de novo.

Ela sorriu, não sabe se de raiva, de nervosismo, só conseguia sorrir.

O ônibus foi parando.

Ele desceu a máscara e perguntou:

— Me dá seu telefone?

Ela fez que sim com a cabeça.

Ele, a passos largos e apressados, chegou ao seu lado, e enquanto ela descia as escadas correndo foi falando o número para ele.

Tinha certeza de que ele não tinha entendido tudo.

Mas assim que começou a atravessar a passarela, seu telefone vibrou e lá estava: Oi.

Capítulo 02

Chegou na creche para pegar seu filho e se sentia eufórica como uma adolescente de 15 anos. Animada, energizada e confiante. Ficou se controlando para não se entregar à conversa que fluía naturalmente, afinal tinha que dar atenção para seu filho.

Quando finalmente entrou em casa precisou se concentrar em seus afazeres, como arrumar a casa, pois no sábado tinha uma festinha para ir, duas tatuagens para fazer e domingo ia fazer outra prova. Depois que arrumasse tudo ainda teria que estudar, pois podia ter reprovado na PCDF, mas seu objetivo maior era ser policial e não ia parar até ter seu distintivo. Como foi difícil se manter concentrada nessa rotina! Ele era engraçado, atencioso... ficou falando de todos os dias de trocas de olhares no ônibus. A primeira pergunta que ela fez foi:

— Por que ficou só me olhando e não fez nada? E ainda ficou estranho quando parei a seu lado?

— Ah cara, hoje em dia tudo é assédio, achei que era loucura minha que uma morena como você estava me dando ideia.

— Eu não parava de olhar pra você!

— Eu sei, mas vai saber.

— E quando passei a mão na sua cabeça: por que fez aquele gesto rude? Fiquei com tanta raiva!

— Eu sou difícil (risos).

E assim passaram as horas enquanto seguia sua rotina.

Como no final de semana sua agenda estava muito corrida eles quase não conversaram. Mas ele sempre fazia questão de perguntar o que ela estava fazendo, pediu para ver foto das tatuagens novas e deu a maior força antes e depois da prova. Estava difícil para ela manter os pés no chão, não se entregar para toda a paixão que gritava para sair.

Domingo à noite sua agitação era tanta que demorou para dormir, sabia que ia encontrá-lo no ônibus e ficava imaginando se a conversa fluiria tão bem como nas mensagens, e, claro, imaginando seu beijo, seu toque, não via a hora de passar a mão em sua sobrancelha arqueada que chamava tanto sua atenção. Depois de muito tempo revirando na cama finalmente dormiu.

Capítulo 03

Vou com a blusa de alcinha preta, pensou ela, estava toda orgulhosa de suas novas tatuagens, e queria mostrar seus braços bem tatuados. Uma era sobre seu filho e outra uma frase do apóstolo Paulo de Tarso, que ela estava apaixonada. Passou seu perfume preferido, tomou café apressadamente e saiu.

Enquanto estava na mototáxi seu coração já começou a acelerar, e uma insegurança começou a dominá-la. Tinha seis meses que não se envolvia com ninguém, estava tão focada em sua prova que nem pensava nisso. Quando seu corpo reclamava por sexo se masturbava até passar a vontade, tinha dia que eram duas ou três vezes, mas funcionou bem. Agora estava ali, a poucos minutos de estar com um homem, embora não fosse um encontro, afinal iam se ver no ônibus, a caminho do trabalho. Estava muito nervosa, suava frio.

Quando chegou na parada tinha uma mensagem dele:

— Acabei de entrar no ônibus, daqui uns cinco minutos ele chega na sua parada, já está aí?

— Sim!

— Beleza, não vejo a hora de te ver.

O ônibus chegou logo depois da mensagem dele e enquanto ela entrava no ônibus tentava conter seu corpo que simplesmente parecia que tinha parado de funcionar da forma adequada. Seu coração parecia estar na sua cabeça, e batia tão alto que ela não ouvia mais nada, o cérebro, que tinha sido expulso pelo coração, lógico, pois não daria os dois no mesmo espaço, estava perdido em algum lugar gritando: volta a raciocinar pelo amor de Deus! Seu estômago tinha dado um nó em torno de si mesmo e puxou os pulmões junto, só isso explica a terrível falta de ar que ela sentia, enfim, estava difícil se manter aparentemente normal.

O ônibus estava tão cheio que ela mal conseguia se movimentar, mas quando se aproximou dele ele conseguiu espaço para os dois. Ah, o perfume dele... Ele desceu a máscara e deu um beijo no rosto dela:

— Bom dia, Nega.

Ela, com cara de boba, abriu um imenso sorriso:

— Bom dia, Thiago.

Começaram a conversar e logo estavam falando sobre seus filhos. Ele tinha uma filha de dois anos, havia se separado recentemente da mãe da menina e desde então não a via, ela notou que seus olhos encheram de lágrimas ao falar que já havia completado quatro meses. Ela, com seu espírito de justiceira, já argumentou:

— Você foi à defensoria? À polícia? Ela não pode fazer isso, é crime!

— Então, no Dia dos Pais bebi demais e mandei um áudio pra ela, falando que a mataria se não me permitisse ver minha filha. Xinguei bastante, estava nervoso.

— Cara, você não tinha um amigo pra te impedir de fazer uma besteira dessa? Você construiu prova contra você mesmo.

— Você acha mesmo que alguém consegue me impedir de fazer algo quando estou determinado?

— Devia, onde sua mãe estava?

Ele riu.

— Estava ao meu lado tentando puxar o celular da minha mão.

Os dois riram. E havia tanta cumplicidade na troca de olhar e sorriso dos dois que ela não conseguia acreditar. Eles estavam tão envolvidos que parecia que não tinha mais ninguém ali, ela só reparou que estava chegando no serviço pela curva acentuada que o ônibus faz para entrar na rua.

— Caramba, já chegou?

— Também nem percebi o tempo passar.

Ela desceu a máscara e deu um beijo no rosto dele de forma apressada e virou para descer.

Ele a puxou de forma rápida e com força, seus corpos se chocaram com o impacto, ela imaginou que ele a devoraria em um beijo, pois seus olhos eram fogo puro, suas mãos, imensas, a seguravam com tanta força e paixão que seu corpo tremia. Mas ele aproximou a boca bem devagar e deu um beijo leve e doce em seus lábios.

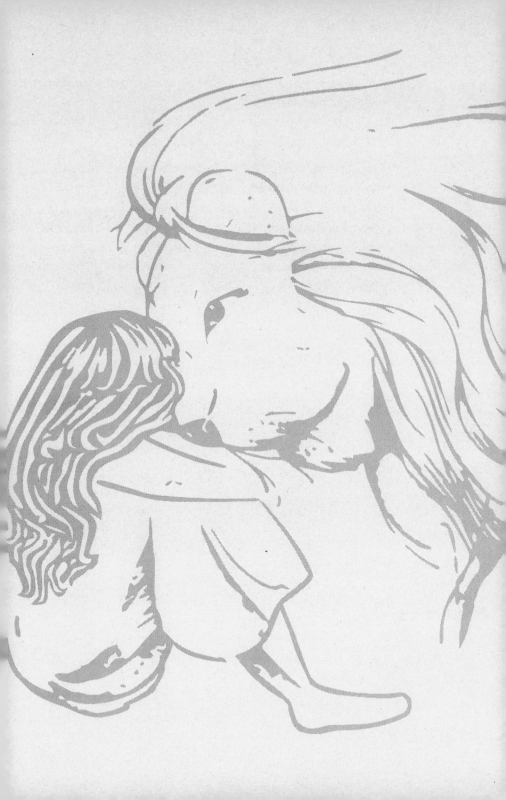

Capítulo 04

Ela não sentia o chão, estava extasiada, nunca havia experimentado tamanho contraste de emoções: força e leveza, fogo e doçura. Não conseguia parar de sorrir, de se sentir amada! Meu Deus, um selinho e ele havia despertado emoções nunca antes sentidas de forma tão intensa.

Ligou para sua amiga, precisava contar para ela o que tinha acabado de acontecer:

— Parceira, ele me beijou no ônibus, foi o beijo mais doce e forte que recebi na vida! Nem consigo explicar o que estou sentindo direito!

— Aiiii, parceira, fico tão feliz por você!

Chegando em sua sala tentou se concentrar no serviço, mas não conseguia, a conversa, risadas, carinho e, principalmente, o beijo não saíam de sua mente. Pegou seu celular e tinha uma mensagem dele:

— Sua boca é muito doce.

— A sua também, tive que me segurar para não te agarrar.

Ele mandou um áudio:

— Eu que estou me segurando, me segurando muito!

Sorriu.

Ela perguntou:

— Vamos nos ver sábado mesmo?

— Sim, o que gosta de fazer?

Aqui ela travou. Estava cansada de caras que já falavam em ir para sua casa, ou "tomar uma" deixando bem claro que a noite era só para sexo, sentiu medo de se decepcionar com ele, estava indo tão bem, então resolveu dar uma resposta vaga para ver o que ele falaria:

— Cara, não saio muito, estou sem ideias.

— Cineminha, que tal?

Ela vibrou, sim, ele era diferente.

— Adorei a ideia. Vou dar uma olhada nos filmes que estão em cartaz.

— Quero ver um filme de terror.

— Nãããããããããããão, morro de medo! Fico sem dormir dias.

Ele riu.

— Eu vou te proteger.

— Thiago, eu disse dias.

— Protejo o tempo que for necessário.

— Tá bom (risos).

E então ela foi pesquisar, tinha uma sessão às 20 horas. Combinaram o local, filme, tudo. Ela estava nas nuvens. Sabia que aquela semana demoraria anos para passar.

Capítulo 05

Finalmente chegou o grande dia: sábado, iam ter seu primeiro encontro de verdade, e ela estava muito ansiosa. Não havia dúvida de que eles combinavam em tudo e, por como sua pele ficava com a proximidade dele, sabia que na cama seria muito intenso.

Fez a unha, depilou-se, hidratou o cabelo, testou umas seis roupas até que escolheu um conjunto de calça e top que realçavam bem seu corpo sem deixá-la vulgar.

Durante todo o dia ele mandava mensagens perguntando se ela ia mesmo, achou aquilo engraçado, pois ela sentia o mesmo medo.

A hora marcada foi se aproximando, ela pediu um Uber e chegou quase meia hora antes do combinado. Ficou andando pelas lojas, e, enquanto percorria o shopping, notou que estava bem deserto, imaginou que devia ser por causa da pandemia. Resolveu passar em frente ao cinema para ver os filmes em cartaz e viu que tinham tirado o filme de terror, ficou muito feliz com isso. Quando percebeu que faltavam dez minutos para a hora combinada foi para o local que haviam combinado e assim que foi chegando ela o viu e já estava ligando para ela.

Suas mãos suavam.

Seu coração estava muito acelerado.

Seu estômago estava travado.

Ela mal conseguia respirar.

Ele veio andando rápido em sua direção, ao se aproximar a puxou pela cintura com força e a beijou de forma intensa. Seu abraço a tomou por completo, seu beijo era tão feroz que não distava da violência, e então ele relaxou um pouco o abraço e deu uma leve mordida em seus lábios. Ela abriu os olhos e se deparou com o sorriso dele. Completamente desfalecida em seus braços, inebriada com seu perfume e molhada como nunca tinha estado em toda sua vida. Sorriu de volta e falou:

— Não tem filme de terror.

— Aaaah não acredito!

— Vamos ter que escolher outro e olha minha cara de tristeza.

Ele sorriu.

— Estou vendo, muito triste.

Foram para a bilheteria e escolheram um filme de ação policial, mas como ainda faltava meia hora para iniciar, foram lanchar. O shopping estava assustadoramente vazio, não tinha ninguém na praça de alimentação além dos funcionários.

Eles riam de tudo, ela se sentia completamente à vontade com ele e não parava de zombar dele, pois estava segurando uma jaqueta de couro e sua calça estava caindo.

— Então, Thiago, existe uma invenção, um pouco antiga, que se chama cinto, serve para segurar calças folgadas como a sua.

— Ah é, o tal do cinto, já ouvi falar.

— Velho, por que você trouxe uma jaqueta?

— Sei lá, vai que esfria.

Ela não conseguia parar de rir.

Quando finalmente deu o horário de começar o filme eles foram para a sala e, ao chegarem, tiveram uma surpresa ao perceberam que só tinha eles e mais um casal na sala, que estava bem longe deles.

Escolheram as cadeiras premium que tinha, afinal, não ia ter mais ninguém na sala, poderiam mudar de lugar.

Assim que se sentaram ele a beijou de novo, aquele beijo intenso e sufocante, e agora, com o som do filme e sozinhos, eles se entregaram ao desejo. Ela o puxou para si, e se entregou completamente. Sentiu que a mão dele começou a percorrer seu corpo, de forma sutil. Uma mão vinha subindo lentamente pela barriga, seus dedos quase não tocavam sua pele, a outra ele subiu com força pelas costas e puxou seu cabelo, ela arqueou e gemeu. Então ele mordeu seu pescoço, passou a língua pela sua orelha e, quando ela percebeu, a outra mão dele já estava em seu seio esquerdo apertando suavemente o mamilo. Ela gemia, se contorcia de prazer e já conseguia perceber que estava tão molhada que sua calcinha estava úmida. Mergulhou em sua boca de novo, ela sentia tanto desejo que saía como uma fúria indomável, colocou a mão por baixo da blusa dele e passou as unhas devagar abaixo do umbigo, dessa vez ele que arqueou, ela desceu um pouco a mão, estava curiosa, precisava sentir o tamanho, passou a mão por cima da calça e pôde constatar que ele não era só alto, era todo grande.

A razão bateu de leve na consciência dela.

— Oi, tem alguém aí?

Ela abriu os olhos e percebeu que o casal estava olhando para eles.

Rapidamente se ajeitou e ele ficou sem entender. Ela fez um sinal apontando para o casal sorrindo.

— Vamos ver o filme.

Tentaram se concentrar, mas era impossível, ficavam se olhando e sorrindo, logo ele começou a passar a mão no corpo dela de novo, devagar, suavemente, só as pontas dos dedos que subiam e desciam de sua barriga até seus seios. Até que a beijou de novo, começou com um selinho, depois um mais longo e suave. Ela o empurrou.

— Vamos ver o filme, criatura.

Riram.

Ela olhava de rabo de olho para ele e percebeu que ele estava tentando se concentrar no filme, então começou a passar a mão na perna dele, ele olhou surpreso.

— Você fala pra a gente se concentrar no filme e quando consigo vem mexer comigo?

— Me beija?

Beijaram-se com intensidade de novo, esquecendo-se do casal que estava ali. Tocaram-se, ele desceu seu top e abocanhou seu seio direito, ela gemeu alto, não conseguiu conter. Ele veio subindo a mão na perna dela e parou com a mão acima de sua vagina, sem tocar. Parou de beijá-la e falou:

— Que fogo é esse, Nega? Dá pra sentir sem tocar!

Ela o puxou pelo cabelo e o beijou com força. E então, ele tocou sua boceta, começou devagar e logo foi aumentando a intensidade a levando à loucura. Ela parou de beijá-lo e falou:

— Quero te chupar agora!

— Aqui?

— Sim!

Ele abriu o zíper da calça rapidamente e desceu a cueca, quando ela viu aquele pênis grande e grosso sua boca salivou e o abocanhou de uma vez. Ele gemeu alto.

— Caralho, Nega.

— Fala baixo.

E continuou. Sugava, lambia, abocanhava...

Ele se contorcia. Segurou a cabeça dela:

— Para ou vou gozar na sua boca.

A puxou com força pelo cabelo e a beijou. Começou a abrir o zíper da calça dela, e sem abrir completamente já desceu a calça e calcinha junto, colocou a mão em sua vagina e percebeu que ela estava muito molhada.

— Vou te comer agora, gostosa, seu fogo me enlouquece.

Ela abriu os olhos e viu que tinha um homem parado logo atrás deles. Com o susto ela levantou rapidamente se ajeitando, o cara sumiu. Ele sem entender nada perguntou:

— O que foi, Nega?

— Tira um cara ali vendo a gente!

Tem certeza?

— Sim.

Riram.

— Vamos ver pelo menos um pouco do filme.

Ela esperou mais um pouco e falou:

— Deixa eu te chupar só mais um pouquinho.

Ele só o colocou para fora e ela o chupou por mais alguns minutos até que percebeu que o cara os observava de novo, ela bateu na barriga dele e fez um gesto para ele olhar para frente, ele viu, e ela levantou como se nada tivesse acontecido e continuaram vendo o filme.

Terminaram de ver o filme e odiaram, era péssimo, bom, a parte que viram, claro.

Quando saíram do cinema não paravam de rir das cenas.

— Cara, nunca vi uma polícia especializada tão ruim! Acabou o filme e eles simplesmente não chegaram!

— Verdade.

Quando saíram do shopping já pediram um Uber, mas nenhum estava aceitando, até que um aceitou, mas logo depois cancelou. Então ele ligou para um primo ir buscá-los.

— Vamos precisar atravessar a passarela para ele nos pegar do outro lado.

— Tudo bem.

Ao atravessarem a rua ela pegou seu chiclete favorito e deu um para ele, que o colocou todo animado na boca, até que deu um grito, com raiva:

— É de canela?!

— É, ué.

— Nossa, odeio canela.

— Percebi.

— Não entendo como alguém gosta disso, é horrível. Só estou mastigando por educação.

— Pode jogar fora, ué.

Ela ria tanto que nem conseguia falar direito.

Quando chegaram do outro lado o primo dele já o esperava. A viagem até o apartamento dela foi rápida.

Ao entrar em casa esperava que ele já fosse tirando a roupa, a beijando loucamente, mas não, ficou quieto, observando. Ela então colocou uma música, *trap*, estava viciada nesse som, e foi beijá-lo.

Um beijo doce e demorado, ele começou a descer as mãos lentamente pela cintura dela e quando chegou em sua bunda ele parou de beijá-la e perguntou:

— Ainda tem o vinho que comentou comigo? Fiquei com vontade de beber.

— Tem, vou pegar.

— Vamos conversar um pouco, curtir um som.

Ela ficou mais extasiada ainda, ele realmente não queria só comê-la!

Quando voltou para a sala com as taças de vinho ele estava parado em frente à sua estante de livros.

— Você já leu isso tudo?

— Muito mais, passei por uma necessidade uma vez e tive que vender vários, foi uma das cenas mais tristes da minha vida: meus livros separados no chão, por valores, sendo levados por um desconhecido. Paguei duas contas com o dinheiro.

— Imagino sua tristeza. Qual está lendo agora?

— Esse, está novinho, comprei semana passada, deixa eu te mostrar um dos melhores cheiros da vida.

Abriu o livro e cheirou, logo depois pediu para ele cheirar.

— Muito bom, nunca tinha cheirado um livro.

— Maravilhoso, né?

Ele afirmou com a cabeça e lhe deu um selinho.

— Posso sentar na rede?

— Claro!

— Me fala o que significa essas novas tatuagens.

— Essa (do braço direito) sou eu e meu filho. Essa (braço esquerdo) é uma frase de Paulo de Tarso, conhece?

— Não.

— Posso falar? É um pouquinho longo, talvez você fique entediado.

— Claro que pode, não vou ficar entediado, gosto de te ouvir.

— Paulo de Tarso é o 13º apóstolo de Cristo, graças a ele a igreja ficou conhecida, cresceu. Só que antes dele conhecer Cristo ele era um doutor da lei que achava estar defendendo corretamente as leis de Deus e, principalmente, achava que Jesus era um farsante. Então ele se dedicou a acabar com todos que seguiam Jesus, mas acabar era literalmente, ele matava famílias, era sanguinário mesmo. Até que ele estava a caminho de Damasco perseguindo uns cristãos e de repente viu uma luz e ouviu: "Saulo, por que me persegue?". Aqui ele se chamava Saulo, depois que mudou de nome. Era tanta luz que o cegou, ele caiu prostado em prantos, e aqui está a maior beleza da cena, porque ele podia se justificar, se culpar, culpar os outros, mas não, depois de ouvir o que Jesus disse, ele simplesmente falou: "Senhor, que queres que eu faça?" Consegue ver a beleza disso?

— Sinceramente não, Nega.

— É que não importa o quanto você errou, o quanto seu passado é ruim, apenas pergunte a Cristo o que precisa ser feito e faça a partir de agora. Paulo poderia perder muito tempo se lamuriando, culpando os outros ou se justificando, mas preferiu agir, e assim mudou milhões de vidas. Quantas vezes nos entregamos ao nosso passado e deixamos de agir, ficamos paralisados na culpa, na mágoa, que não nos leva a nada? Tatuei essa frase para todo dia olhar pra ela e lembrar o que preciso fazer hoje.

— Massa.

Ela sorriu com a simplicidade dele.

— Você é linda, Nega, e inteligente, e é maravilhoso como seus olhos brilham quando fala.

Nada poderia fazê-la derreter tanto como aquelas palavras, a doçura com que foram ditas a tocou profundamente, nunca se sentiu tão aceita por um homem.

Ela passou a mão em seu rosto, e depois, bem devagar, em sua sobrancelha direita, que era a que costumava arquear.

— Sou apaixonada nessa sobrancelha arqueada.

Ele sorriu sem graça.

Ficaram trocando carinhos, sorrindo e trocando olhares, ela sentia como se suas almas conversassem, até que ele desceu as mãos para a cintura dela e a beijou.

— Vamos para o quarto?

— Você que sabe, Nega.

Ela levantou da rede primeiro e puxou sua mão. Quando ficaram de pé se beijaram de novo, e dessa vez já começou de forma intensa. Ela puxava seu cabelo, tirou a blusa, e a calça dele, e quando foi para chupá-lo ele a levantou e falou em seu ouvido:

— Agora é minha vez.

Pegou-a no colo e a levou para o quarto, quando chegou a colocou cuidadosamente na cama. Tirou a calça, lentamente. Depois o top. Deitou-se por cima dela e deu um beijo longo e bem molhado, mordeu seus lábios e a beijou com mais intensidade. Puxou seu cabelo com força fazendo com que sua cabeça fosse para trás e assim mordeu seu pescoço, lambeu sua orelha e desceu para seus seios, sugando-os com força. Ela gemia alto, se contorcia de prazer, até que ele voltou a beijá-la, e ficou fazendo exatamente esse percurso: boca, pescoço, seios... várias vezes. Ela gemia cada vez mais alto, seu sexo pulsava em uma intensidade insana.

— Isso é tortura, preciso de você dentro de mim.

— Calma, Nega, quero te degustar.

E então ele foi descendo pela barriga, lambendo e dando leves mordidinhas, quando chegou com a boca na boceta olhou sorrindo, com uma cara bem safada e deu um beijinho por cima da calcinha. Ela arqueou.

— Você é muito quente, quero beber seu gozo.

Ela suspirou fundo. Em um movimento rápido arrancou a calcinha dela, deitou entre suas pernas, se acomodando, como se fosse ficar muito tempo ali, e então assoprou sua vagina. Ela gemeu baixinho. Ele passou a língua bem devagar nas coxas dela. Ela estava agoniada. Lambeu as virilhas. Ela se contorcia e gemia, a expectativa de sentir a boca dele a estava matando. Então, lentamente, ele passou a língua por cima do clítoris dela, desceu a língua até quase o ânus e voltou a língua rapidamente para o clítoris de novo. Ela gritou de prazer. Ele sugou os lábios e passou a língua logo depois, assoprou de novo e chupou com mais intensidade. Ela não conseguia ficar quieta, se contorcia loucamente, e ele intensificava a chupada, até que introduziu um dedo nela, com força, e girou. Ela gritou de novo. Enquanto ele chupava com intensidade, girava o dedo dentro dela com força. Um calor começou a se formar em seu íntimo, até que foi aumentando, aumentando e então seu gozo explodiu. Ela arqueou tanto que ele precisou segurá-la com força para continuar chupando sua vagina.

— Aiiiii, Thiago, não aguento mais, para!

Mas ele não parava, pelo contrário, chupou com mais intensidade seu clítoris e a fez gozar de novo. Seu corpo tremia tanto que ela não conseguia se controlar.

Seu corpo acalmou, sua respiração estava ofegante, quando abriu os olhos viu que ele olhava para ela e sorria. Foi subindo devagar, beijando sua barriga, beijou seu pescoço e a abraçou. Passou as mãos carinhosamente pelo seu cabelo e perguntou:

— Está bem, Nega?

Ela sorriu, boba.

— Claro, como não estar?

Ele a beijou com ternura, desceu para seu pescoço de novo e quando voltou a beijá-la a penetrou com força.

Ela agarrou suas costas, cravando as unhas nele, e, com toda a força que podia, começou a apertar seu pau com a vagina. Contraia e soltava e os dois enlouqueciam de prazer.

— Caralho, você é gostosa demais, já quero gozar.

Ela travou as pernas nas suas costas e começou a rebolar. Enquanto rebolava apertava mais ainda seu pau, ele gemeu e levantou, quando fez isso, percebeu que algo em seu olhar mudou, ficou mais feroz, tanto que parecia violência, e então ele colocou a mão no pescoço dela e falou:

— Puta gostosa da porra.

Ela nunca tinha passado por isso, nenhum homem a tinha enforcado, o mais estranho é que ela gostou, demais. Ele percebendo isso apertou mais ainda e perguntou:

— Gostou disso, safada?

Ela fez que sim.

Ele apertou mais, subiu o quadril dela e falou.

— Vou te comer como uma puta deve ser comida.

E começou a meter com toda a força que conseguia. Ela sentia tanto prazer que nem conseguia gemer, ele apertava o pescoço dela, xingava e metia com mais força. Ela gozou de novo. Tentava pegar nele, mas não conseguia, então puxava os lençóis, apertava o travesseiro, e ele metia cada vez mais rápido e com força. De repente levantou e mandou.

— Fica de quatro.

Suas pernas estavam bambas, com dificuldade conseguiu levantar.

Ao ficar de quatro ele puxou o cabelo dela e falou bem no seu ouvido, sussurrando:

— Piranha gostosa, vou te foder de um jeito que você nunca vai me esquecer.

Fez ela deitar o peito com força na cama, bateu em suas pernas para abri-las mais, puxou seu cabelo com a mão esquerda e com a direita segurou seus braços para trás. Estava completamente imóvel e domada por ele.

— Quietinha, puta safada. Quietinha...

Meteu com força. Uma, duas, três vezes... ela gemia, se contorcia.

— Aiiiiiii, Thiago, vou gozar de novo.

Meu Deus, que prazer era esse?

Ele soltou seu cabelo e então começaram os tapas. Com força, vários. Abriu mais ainda as pernas dela, puxou seu cabelo até ela levantar e colocou a mão no seu pescoço de novo. Passou as mãos nos seus seios, apertou e falou no seu ouvido.

— Vou gozar na sua boca, entendeu?

Colocou ela de quatro de novo e meteu rápido e com força, várias vezes. Até que a puxou pelo cabelo com rapidez e a colocou de joelhos.

— Abre a boca e bebe tudo.

Ela o fez e abocanhou seu pau quando sentiu o líquido quente em sua boca.

Ele puxava o cabelo dela e gemia.

— Caralho, que puta gostosa da porra.

Quando terminou tirou o pau da boca dela. Percebeu que ela estava tentando levantar, ajudou sorrindo.

— Vamos tomar banho? Convidou ela.

— Vamos, Nega.

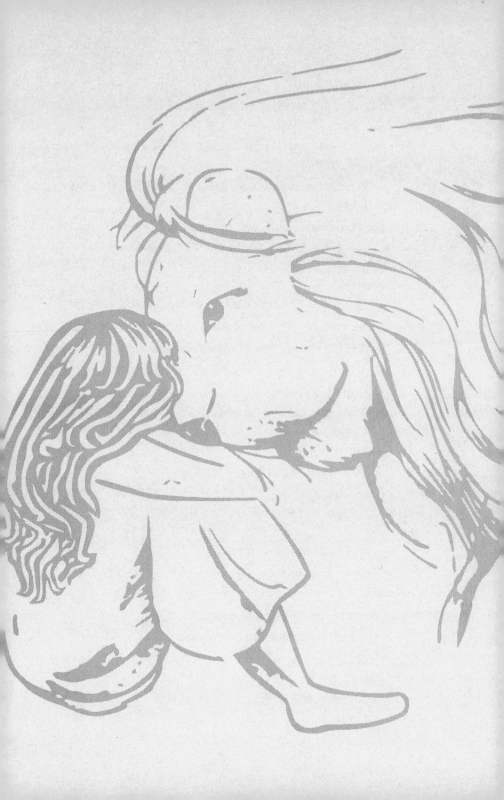

Capítulo 06

Era incrível como eles não paravam de rir por tudo, como ele era muito alto ficava quase batendo a cabeça no chuveiro, e ela se divertia muito com isso. Saíram do banho.

— O vinho acabou, Nega, vamos comprar mais alguma coisa pra beber?

— Vamos.

Vestiram-se rapidamente e saíram. Tinha uma distribuidora perto do seu condomínio, então voltaram rápido.

Assim que chegaram em casa ela perguntou:

— Agora nós vamos ouvir um som diferente, gosta de blues?

— Não conheço.

— Vou colocar.

Enquanto ela ligava o som ele se deitou na rede. Ela foi a seu encontro quando a música começou e se deitou em seu colo.

Estava apaixonada por Albert Collins, então colocou sua música preferida dele: Cold, Cold Feeling. Abriu uma Keep Coller e ficaram um tempo só escutando as músicas e bebendo. Até que ele perguntou:

— Posso colocar uma música, Nega? Sempre penso em você quando escuto.

Ela adorou ouvir isso, sorrindo disse:

— Claro! Qual é?

— Amor de fim de noite, do Orochi.

Quando a música começou, ele a colocou de frente e começou a cantar junto enquanto acariciava seus cachos.

Deixa eu mudar essa nossa história hoje
Vamos ser mais que amor de fim de noite
Eu posso fazer tudo, ser melhor do que da última vez
E fazer bem melhor do que seu ex um dia te fez

Basta você dormir comigo hoje
Me dá sua mão e me beija essa noite
Eu posso fazer tudo ser melhor do que da última vez
E fazer bem melhor do que seu ex um dia te fez, eh...

Nossos corpos sempre na conexão
Nossos corpos sabem da nossa intenção
Cê chegou bagunçando a mente toda
Eu não consigo mais pensar em outra

A gente se parece no jeito de agir
E o seu sorriso tímido me faz sorrir
Eu não aguento mais viver pensando
Em quando a gente vai se ver de novo

Pra eu te ter de volta na minha cama, de calcinha, com a
minha blusa
A nossa chama não se apaga nem com um dia só de chuva
Bebe um uísque, fuma um Carlton, rebolando na piscina
A nossa onda nunca acaba, nossa onda é infinita

Ninguém nunca entendeu como você consegue ser
assim tão linda
Eu não aguento mais viver pensando em ver você

Deixa eu mudar essa nossa história hoje
Vamos ser mais que amor de fim de noite
Eu posso fazer tudo ser melhor do que da última vez
E fazer bem melhor do que seu ex um dia te fez

Basta você dormir comigo hoje
Me dá sua mão e me beija essa noite

Eu posso fazer tudo ser melhor do que da última vez
E fazer bem melhor do que seu ex um dia te fez

Orochi
Oh

Minha pequena deusa africana
Adoro essa vibe espontânea
Fazendo um topless na canga
Ela e sua amiga Marijuana

Então vem comigo hoje
Vou mudar essa história hoje
Nós vamos ser mais do que um simples amor de fim
de noite...[1]

Ele cantava com tanta ternura, frisando algumas partes, beijava sua testa, suas bochechas, perto da sua boca, sorria, falava alguns trechos em seu ouvido. Ela só sentia amor, carinho, nunca tinha sentido algo nem parecido com isso. Quando a música foi terminando, ele a abraçou e, quando ela percebeu, estava chorando. Sentindo as lágrimas caírem em seu peito ele levantou rapidamente:

— O que foi, Nega?

— Nunca me senti assim, Thiago. Que conexão é essa que temos?

Ele arqueou a sobrancelha e sorriu.

Começaram a se beijar lentamente, aos poucos a intensidade foi aumentando. Levantaram-se da rede e tiraram a roupa em um segundo. Jogou-a no sofá e a imobilizou da mesma forma que antes, dessa vez ele já começou de forma violenta.

— Quietinha, quietinha...

Ela não conseguia se mover e era incrível como isso a excitava.

Começaram as investidas: uma, duas, três... e os puxões de cabelo e sucessivos tapas. Não eram performáticos, eram com força mesmo, doía, ardia, mas ela gostava.

---

[1] OROCHI. **Amor de fim de noite**. Rio de Janeiro: Mainstreet Records, 2019. Disponível em: https://www.youtube.com/watch?v=jBE_X3cMCyM.

— Que tesão da porra, Nega. Senta pra mim.

Ele se sentou no sofá e ela foi por cima, assim que ela sentou ele colocou a mão no pescoço dela, a enforcando com força, ela quase não conseguia respirar, mas logo ele relaxou um pouco e então ela começou a rebolar loucamente e intercalava com quicadas e movimentos para frente e para trás. O pau dele era muito grande e grosso então incomodava um pouco, mas o tesão era tanto que ela não parava, estava extasiada.

— Fica de quatro de novo.

Ela ficou.

Mais investidas violentas, tapas, puxões de cabelo... até que ele gozou.

Sentaram-se exaustos no sofá.

— Você vai me matar, Nega.

— Eu?! Você que me leva à loucura.

Ela sentia seu corpo todo dolorido, principalmente o pescoço e a bunda. Foi se olhar no espelho e percebeu que estava toda marcada, não só vermelha, as marcas das mãos dele na bunda dela estavam roxeadas. Assustou-se, na empolgação não imaginou que estava tão forte assim. Ele vendo aquilo achou graça e sorriu.

— Ficou uma marquinha, né, Nega?

— Cara, você é louco?

Ele riu.

— Ainda bem que está bem escondido, ninguém vai ver.

— Gostei de saber disso.

Beijou-a com intensidade de novo.

— Thiago, já é quase 5 horas, vamos dormir?

— Vamos.

Quando se deitaram ele ficou olhando fixamente para o teto pensativo.

— O que foi, Thiago?

— Nunca vou esquecer essa noite, Nega. Você me chupando no cinema, sua boceta apertando meu pau, nunca tinha visto isso. Você me abraçava como se quisesse mergulhar em mim. Foi maravilhoso.

— Nossa, falando assim parece que nunca mais vamos nos ver.

— Não é isso, só quero que saiba que estou maravilhado com essa noite, você é perfeita.

Ela lhe deu um beijo e começou a fazer carinho nele. Como estavam cansados dormiram rapidamente.

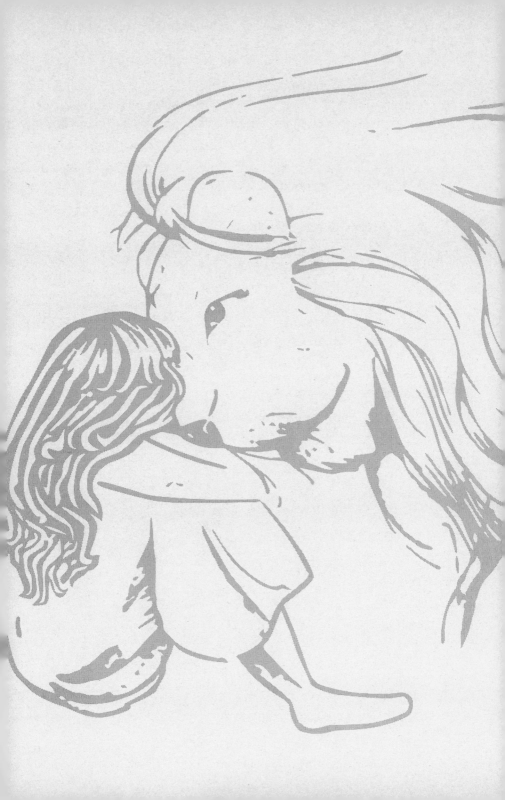

Capítulo 07

Acordaram quase 10 horas, ela preparou um café da manhã simples e logo pediu para ele ir embora, pois tinha que pegar seu filho com a babá.

Despediram-se e combinaram de se encontrar de novo no próximo sábado, ele disse:

— Mesmo cinema, mesma sala, mesma cadeira.

— Agora pronto, não podemos fazer outra coisa não, é?

— Não.

Risos.

— Até amanhã no ônibus, Nega, te aviso quando pegar.

— Tá bom.

Quando ele saiu ela voltou a se olhar no espelho, estava muito dolorida, e as marcas estavam mais escuras. Aquilo a incomodou um pouco, mas estava tão apaixonada e feliz que não deu a devida importância.

— Vou tomar um remédio, não estou conseguindo me mexer direito.

Tomou e foi buscar seu filho.

Tentou se concentrar em brincar com o filho e estudar, mas a noite anterior não saía de sua mente. Teve bastante dificuldade, inclusive porque mesmo tomando o remédio seu corpo doía demais, resolveu tomar outro.

Trocaram poucas mensagens no decorrer do dia, e ela achou aquilo estranho, pois passavam o dia se falando.

Quando ele respondia eram respostas vagas e monossilábicas.

Seu coração apertou, mas ela pensou ser coisa da sua cabeça. Ele tinha dito que passaria o dia na casa do primo, provavelmente estava ocupado.

Decidiu não ficar neurótica com isso e foi fazer suas coisas.

Capítulo 08

Mal se falaram à noite, ela estava realmente preocupada com a mudança de atitude dele. Estava ansiosa para se encontrarem no ônibus e ter certeza de que tudo era insegurança, loucura sua.

Chegou na parada e nada de ele responder e dizer se já tinha pegado o ônibus, até que sentiu seu celular vibrar, era ele.

— Nega, acordei atrasado, saí correndo de casa, mas deu tempo de pegar o ônibus, acabei de entrar.

Alívio definia o que ela sentia, provavelmente ele só estava entretido com o primo no dia anterior mesmo.

— Beleza, já estou na parada.

Quando entrou no ônibus seus olhos já se encontraram e sorriram, sim, estava tudo bem. Ele deu aquele beijinho carinhoso e delicado e segurou sua cintura, conversaram e riram como sempre.

— Estou te sentindo preocupado, Thiago, aconteceu alguma coisa?

— Não quero encher sua cabeça com meus problemas, Nega.

— É alguma coisa com sua filha?

— Mais ou menos.

— Me fala, talvez eu consiga te ajudar.

— É que ainda não recebi o dinheiro do serviço que estou fazendo e não tenho como comprar as fraldas e leite dela da semana, estou agoniado com isso.

— De quanto você precisa?

— Não precisa se preocupar com isso, Nega, vou ver com minha mãe.

— Tá bom, qualquer coisa me fala.

— Pode deixar. Está chegando sua parada.

Trocaram um beijo rápido.

— Até amanhã, Nega.

Ela estava inquieta, não sabia definir direito o porquê, mas sabia que tinha algo estranho no ar.

Concentrou-se no seu serviço, tinha que liberar pelo menos dez prontuários de sua mesa. Até que no final da manhã chegou uma mensagem dele.

— Nega, pode me emprestar R$ 50? Sábado quando nos vermos te pago.

Sentiu um aperto no peito, seu coração gritava: NÃO! Mas lembrou que era para a filha dele, embora seu dinheiro fosse contado daria para tirar aquele valor, não conseguia imaginar a filha dele sem leite e fralda.

— Posso sim, qual o seu Pix?

Ela fez na mesma hora e voltou a se concentrar. Contudo, a sensação de distanciamento aumentou, ele não tinha falado com ela até aquela hora e depois não conversaram mais.

— Deve ser porque está preocupado, só isso.

No entanto, quando pegou seu celular no final da tarde e não tinha nenhuma mensagem dele se entristeceu, ele estava diferente sim.

Mandou uma mensagem perguntando se estava tudo bem e falando que estava saindo do serviço. Mais de uma hora depois ele respondeu.

— Saí mais cedo do serviço, briguei com o chefe, bicho folgado, acha que pode falar de qualquer jeito com os outros.

— Nossa, o que aconteceu?

— Não quero falar sobre isso, depois conversamos. Estou com meu primo agora. Vou sair aqui.

Ela sentiu como se levasse um balde de água gelada, mas não ia ficar insistindo. Decidiu que não falaria mais nada com ele, até que ele a chamasse.

Não resistiu, mandou mensagem de boa noite.

Ele não respondeu.

Ela foi dormir desolada e fazendo de tudo para controlar o choro que insistia em cair, não conseguia entender o que estava acontecendo.

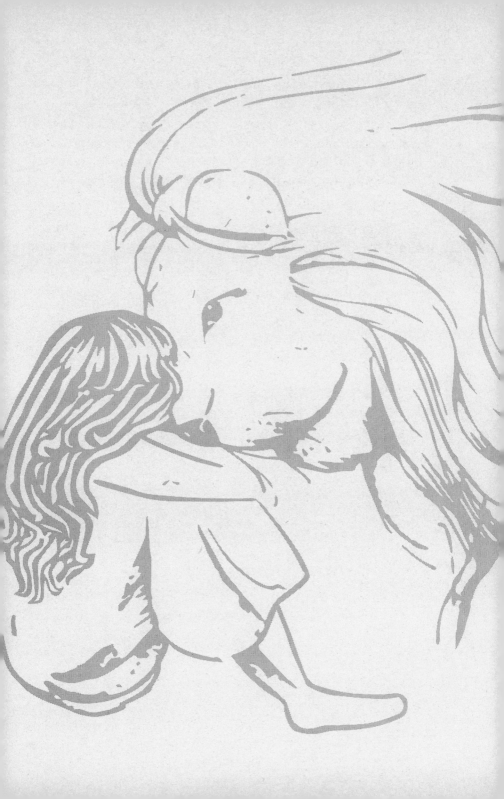

Capítulo 09

Quando entrou no ônibus levou um choque ao constatar que ele não estava, não tinha mandado nenhuma mensagem até aquela hora e ela estava cumprindo o que prometera para si mesma: não ia mais mandar mensagem até ele responder. Mas, ao ver que ele não estava no ônibus, não resistiu:

— Está tudo bem? Se atrasou?

Nada.

Fez a viagem toda olhando a cada minuto para a conversa, ele não visualizava e nem ficava on-line.

Já eram quase 11 horas quando respondeu:

— Oi Nega, não vou mais trabalhar, meu chefe acabou me demitindo. Esse serviço estava muito ruim, a única coisa boa do dia era encontrar contigo no ônibus.

— Uai, como você vai fazer agora, já tem outro em vista?

— Não, mas vou conseguir outro logo.

— Como foi com seu primo ontem?

— Louco, ficamos bebendo até tarde, acordei agorinha, estou morto de ressaca.

Risos.

Seu coração se acalmou, eles conversaram normalmente no decorrer do dia. Ela não conseguia entender o que a estava incomodando, mesmo conversando normalmente podia sentir algo estranho no ar.

Na quarta-feira a conversa começou a ficar mais espaçada.

Quinta ele voltou a demorar demais para responder e a ficar monossilábico.

Sexta ela já não conseguia controlar a ansiedade, seu peito doía, não havia dormido bem nos últimos dois dias, estava péssima.

— Bom dia, Thiago, nosso encontro amanhã está de pé?

Duas horas depois ele respondeu.

— Oi Nega, está sim. Mesmo lugar e horário.

— Está tudo bem? Estou preocupada contigo.

— Está sim, pode ficar tranquila.

— Tá bom. Fazendo o que de bom agora?

Sumiu de novo.

Até à noite, nada.

Ela simplesmente não sabia como agir. O filho tinha ido ficar com o pai e ao voltar para casa sabia que ficaria sozinha, que suportar a dor da solidão seria demais para ela.

No decorrer de sua vida havia aprendido a viver a solitude, gostava até de ficar sozinha, poder estudar, ler, fazer suas coisas tranquilamente e no tempo que queria. Entretanto, como havia se acostumado com a ideia de ter alguém de novo em sua vida tinha preenchido esse espaço com a expectativa de se sentir amada de novo, e tinha se convencido de que com o Thiago seria diferente de tudo que viveu.

Quando foi descendo da portaria até chegar em seu aparta-mento já não conseguia segurar as lágrimas que estavam queimando em seus olhos. Seu peito estava muito apertado e o que mais a dei-xava desnorteada é que não sabia o que tinha feito de errado, não entendia o porquê do comportamento dele.

Deveria ter ido à consulta com a psicóloga na quinta, mas como estava com muito serviço preferiu desmarcar. Não sabia como lidar com tudo que estava sentindo, precisava de ajuda.

Mas não viria essa ajuda, teria que lidar sozinha com a situação.

Entrou em casa, sentou-se no sofá e ficou pensando no que poderia fazer para se distrair. Não conseguiria estudar, nem ler e nem assistir algo.

— Vou arrumar a casa e lavar as roupas logo.

Colocou seu álbum de músicas de capoeira e foi arrumar suas coisas.

Quando estava imersa em seus afazeres ouviu seu celular vibrar e sua alegria voltou ao ler a mensagem:

— Amanhã vamos nos ver, viu Nega? Vou te pegar daquele jeito de novo.

— Não vejo a hora.

Pronto, era tudo que ela precisava. Esqueceu-se de toda a frieza e distância dos últimos dias, toda a dor que estava sentindo sumiu e ela terminou de arrumar suas coisas com uma imensa alegria.

Após terminar estava tão energizada que resolveu ir correr ouvindo sua *playlist* com músicas motivacionais para a polícia. Ao chegar da corrida tomou um banho demorado e relaxante. Preparou um café com canela delicioso e foi estudar um pouco.

Ao se deitar mandou uma mensagem de boa noite para ele, não houve resposta. Ela não se permitiu ficar triste de novo, e, ao analisar seu dia, repreendeu-se por ter tomado a atitude de estudar só por ter recebido uma mensagem dele.

— Não posso continuar sendo negligente assim comigo, com meu futuro. Vou me policiar mais.

Estava tão cansada pela rotina que acabou adormecendo logo.

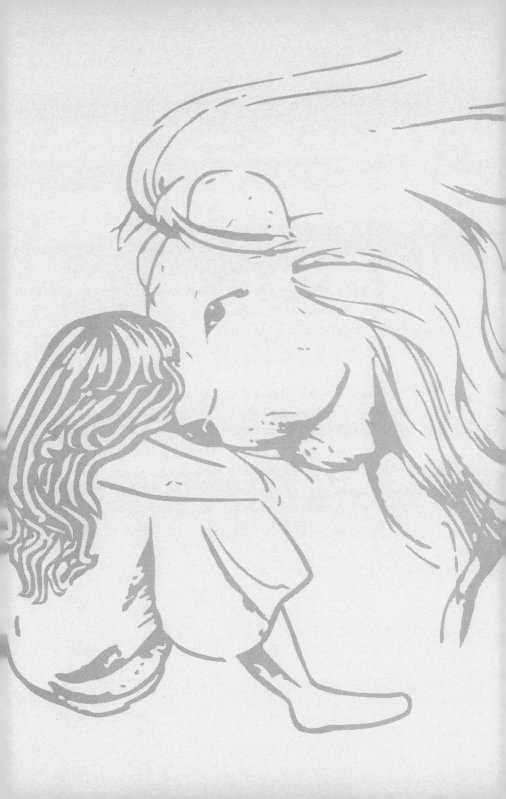

Capítulo 10

Acordou animada, encontraria seu amado hoje e viveria outra noite intensa de paixão. A primeira coisa que fez foi verificar se havia alguma mensagem dele e lá estava.

— Boa noite, Nega. Sonha comigo e até amanhã.

Havia sido mandada 3 horas da manhã.

Estava extasiada, estava tudo certo para essa noite então.

Seguiu sua rotina matinal normalmente: tomou seu café da manhã, arrumou as coisas de Ramsés, seu gato, meditou, leu *O Evangelho Segundo o Espiritismo*, fez sua prece, uma sessão de yoga e foi caminhar. Antes de sair mandou uma mensagem de bom dia para ele, mas a mensagem não chegou.

— Bom, se me mandou mensagem 3 horas provavelmente foi dormir bem depois disso, deve estar dormindo ainda, agora que são 7 horas.

Novamente colocou sua *playlist* "motivação" e foi caminhar.

Chegando em casa constatou que a mensagem não tinha chegado ainda. Foi tomar banho. Olhou de novo ao terminar. Nada. Fez mais café, sentou-se para estudar. Nada. Deixou o celular de lado e se concentrou no estudo.

Primeiro intervalo: ainda não chegou.

Estudo.

Segundo intervalo: não chegou.

Estudo.

Terceiro intervalo: chegou. Não visualizou.

— Vou fazer o almoço.

Colocou uma palestra de Tiago Brunet para ouvir enquanto cozinhava, estava falando sobre a descoberta do seu propósito de vida e do processo após essa descoberta. Não tinha dúvida de que seu propósito era ser policial e seu processo era o estudo. Colocou a palestra em tela cheia para que não caísse em tentação de olhar as mensagens que estavam chegando, queria focar 100% na palestra.

Quando foi almoçar a palestra tinha terminado, então se permitiu olhar as mensagens e ele ainda não havia visualizado.

Estava ficando revoltada com essa situação, achando uma falta de respeito! Ainda mais que viu que ele estava on-line, ou seja, optou por não responder.

Pensou em ligar para ele, ou mandar outra mensagem, contudo desistiu, não queria ficar se humilhando. Sua raiva só aumentava, a cada minuto que constatava que ele estava on-line ficava mais difícil conter a vontade de entrar em contato com ele.

— Quer saber, vou é dormir um pouco. Quando acordar, se ele não tiver respondido mando outra mensagem.

Colocou o relógio para despertar e foi se deitar.

Abraçou seu ursinho de pelúcia, sentiu Ramsés se deitar em cima dela e começar a fazer o barulhinho do carinho, aconchegou-se. Estava pronta para dormir, mas mesmo com sono não conseguia, sua mente estava a mil, queria entender o comportamento dele.

— Por que essa frieza, distância? Será que é joguinho? O que eu falei ou fiz de errado para que ele mudasse tanto assim? Eu reli toda nossa conversa, não tem nada demais...

E assim o tempo passou e ela não conseguia dormir, quando finalmente começou a cochilar o relógio despertou.

— Vou dormir mais um pouco.

Desligou o alarme e voltou a dormir.

Acordou assustada, será que havia passado muito tempo?

— 16 horas, meu Deus! Ligou a internet ansiosa, será que havia resposta?

Nada. Fez o que havia planejado, mandou mensagem.

— Thiago, vamos nos ver hoje mesmo?

Ele visualizou e não respondeu. Ela ficou olhando estática para o celular, não aguentava mais aquela agonia, não sabia como agir. Cinco minutos depois ela ainda estava olhando para a conversa, incrédula. Ele começou a digitar, parou, digitava, parava. Não mandou nada. Não ficou on-line mais.

O medo a dominou. Não o veria. Ele enjoou dela, o que fez de errado? Como pode fazer algo que afastou alguém com tanta conexão? Começou a chorar compulsivamente, era um misto de raiva, tristeza e culpa. Queria ligar pra ele, mas sua razão gritava para não fazer isso. Resolveu falar com sua amiga.

— Parceira, o Thiago está estranho. Tem dias que está frio e distante, tínhamos marcado para nos vermos hoje, mas não está me respondendo, está on-line, visualiza e não responde.

— Aaah, parceira, já te falei que precisa ter um plano b pra esses momentos. Você fica só com uma pessoa, entrega tudo, o cara sente quando a mulher está apaixonada e começa a fazer joguinho.

— Porra, parceira, já te falei que não sei ser assim. Quando gosto de uma pessoa quero só ela, estávamos bem, não tinha motivo pra ele ficar assim.

— Vem pra cá. Vamos tomar uma e conversar. Já falei que você não pode ficar sozinha quando estiver triste e sei que está triste, não pode ficar aí se culpando e se entregando pra essas coisas ruins que está sentindo.

— Não vou não, quando estou assim só quero ficar sozinha, só estou falando contigo porque não sei como agir. Acho que vou ligar pra ele.

— Não faz isso! Ele vai ver que está desesperada e aí que vai brincar com sua cara mesmo, não liga e nem manda mais mensagem.

Se quiser falar com ele manda mensagem pra mim, deixa esse filho da puta pra lá, se valoriza!

— Aaaaai, parceira, está doendo.

— Parceira, olha o mulherão da porra que você é! Ele tinha que soltar fogos por ter uma mulher como você e está vacilando, é um moleque, esquece ele.

— Não dá, não consigo, preciso fazer algo.

— Puta que pariu, parceira, cria vergonha na cara, velho.

— Vou tentar. Vou estudar mais um pouco, assistir um filme, sei lá...

— Você que sabe, se precisar estou aqui, me liga ou vem pra cá, tá bom? Te amo, piranha.

— Também te amo, sua puta safada.

Falar com sua amiga era sempre um bálsamo, por um instante cogitou a ideia de ir encontrá-la, mas ainda tinha esperança do seu encontro dar certo. Eles tinham marcado 20 horas, eram quase 18 horas, ela começaria a se arrumar nessa hora. Seu celular vibrou:

— Nega, minha tia começou a passar mal aqui, caiu do nada e a levaram para o hospital. Estou em casa com meu tio que está bêbado e não pode ficar sozinho. Estou puto, já ia começar a me arrumar para te ver. Dependendo da hora que ela chegar acho que dá para ir te ver ainda.

— Nossa, ela foi para qual hospital?

— Nem sei, meu primo saiu correndo com ela aqui e ainda não me falou nada.

— Caramba, tomara que seja atendida logo e não seja nada.

— Tomara, estou doido pra te pegar de jeito de novo.

A tristeza tomou conta. Seu coração apertou a ponto de não conseguir respirar, ele estava mentindo, ela sentia, sabia. Só não entendia o porquê. Era uma história muito sem nexo: tia cair do nada, ter que ficar com um tio bêbado, não fazia sentido.

— Beleza, me mantenha informada então.

— Pode deixar.

Resolveu comprar algo para beber, não ia conseguir dormir. Não conseguia conter o choro, um sentimento de rejeição começou a tomar conta dela e um pensamento que há muito tinha sumido veio à tona:

— Se nem minha mãe suportava ficar comigo, por que mais alguém ficaria?

Não lutou contra ele, pelo contrário, suas lembranças de quando ficava sozinha e trancada em casa quando era criança começaram a vir como um rio feroz e intenso. Ligou para a distribuidora do condomínio e pediu quatro Keep Coller, era o suficiente.

Não conseguia controlar o choro, quando a campainha tocou tentou disfarçar, mas ao abrir a porta a entregadora já perguntou:

— Está tudo bem?

— Está sim, não é nada demais. Obrigada.

Desligou todas as luzes da casa. Sentou-se no canto esquerdo do quarto ao lado no guarda-roupas, no chão. Colocou Enya para tocar. Encostou sua cabeça na parede, abraçou suas pernas e chorou.

Chorou compulsivamente.

Chorou alto.

Chorou até soluçar.

Virou a primeira garrafa de uma vez.

Suas lembranças alternavam entre o sábado anterior e quando ficava trancada sozinha em casa enquanto criança.

Sua mente se fixou em um dia, aos nove anos de idade, quando acabou a luz, e ela teve certeza que a casa estava pegando fogo. Ouvia espíritos zombando dela, falando que iam matá-la e teve certeza que sentiu cheiro de fumaça. Ela gritava, uma vizinha tentou ajudá-la, mas sua mãe havia colocado cadeados nas janelas e na porta, o barraco era de madeira, mas não era fácil arrombar. Até que a vizinha achou a situação estranha, pois não tinha cheiro de fumaça e nem fogo, percebeu que era desespero, não estava pegando fogo, e começou a acalmá-la.

— A casa não está pegando fogo, calma, está tudo bem, estou aqui com você.

— Eu vou morrer, eles querem me matar queimada, socorro.

— Ninguém vai te matar, você não está sozinha.

A luz voltou.

Os espíritos sumiram, mas o medo não.

— Eu não quero ficar sozinha, tia, me tira daqui por favor.

— Oh, meu amor, eu não consigo, me desculpe. Vou conversar com sua mãe e pedir pra ela não te deixar mais assim, tá bom?

— Tá bom, tia.

Deitou-se no chão, onde antes estava sentada, e ficou ali até ouvir sua mãe chegando e conversando com a vizinha.

— Regina, você não pode deixar a menina sozinha trancada em casa! E se a casa estivesse pegando fogo mesmo? Ela tinha morrido.

— Cuida da sua vida, você não tem nada a ver com isso. A filha é minha, faço o que quiser com ela.

— Vou chamar a polícia da próxima vez.

— Chama, esqueceu que o pai dela é PM? Vamos ver quem vai vir: ele ou nossos amigos. Vão é te colocar no seu lugar. Vou falar de novo: cuida da sua vida.

Enquanto a mãe discutia com a vizinha ela correu para seu quarto, deitou-se e fingiu que estava dormindo. Sabia que sua mãe brigaria com ela pelo escândalo que fez. Não adiantou, sua mãe entrou em casa e foi direto para seu quarto e falou, sussurrando:

— Levanta e para de fingir que está dormindo. Quer dizer que agora você inventa história pra ver se os vizinhos te tiram daqui? Não vou te bater porque está tarde e você vai acordar todo mundo com seus gritos, mas você vai ficar de joelhos até eu mandar você sair.

A última imagem dessa lembrança foi ela olhando pela janela e vendo o nascer do sol.

Virou mais uma garrafa.

— Vou tomar um Zolpaz, não vou conseguir dormir.

Levantou-se e foi até a cozinha.

Seu peito começou a doer.

— Vou tomar dois.

Voltou para o quarto com os comprimidos na mão, eles agiam rápido, na última garrafa os tomaria. Desligou as luzes e sentou-se no mesmo lugar, aumentou a música e terminou de beber as duas últimas garrafas, no último gole tomou os dois comprimidos. Levantou-se, deitou-se na cama e a última coisa que lembra é Ramsés se aproximando e encostando o focinho no seu rosto, fazendo o amado barulhinho.

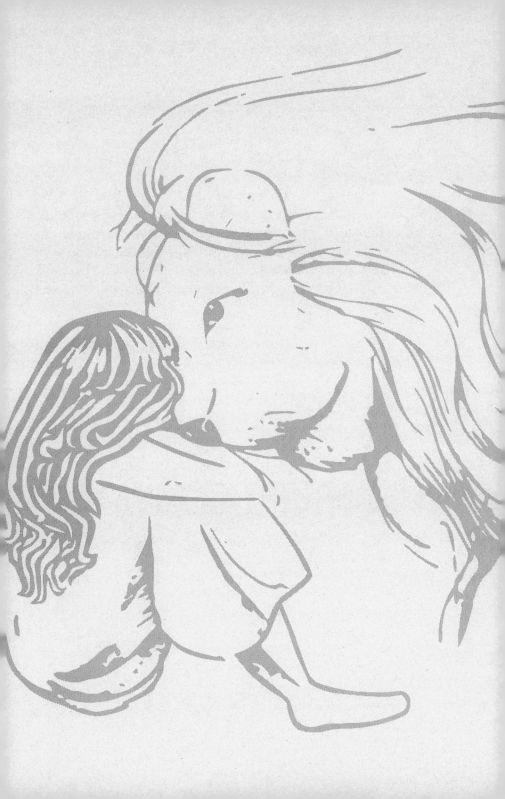

Capítulo 11

Foi abrindo devagar os olhos, tentando lembrar o que tinha acontecido, sua mente estava confusa, como estava com calor deduziu ser tarde, quando pegou o celular viu que já eram 10 horas. Levantou de sobressalto, será que ele tinha mandado algo? Tinha uma mensagem, quase meia-noite:

— Nega, até agora nem me deram notícias do hospital. Vamos almoçar juntos amanhã?

Na hora ela mandou uma mensagem.

— Oi, bom dia. Apaguei ontem e só vi a mensagem agora, me desculpe. Podemos almoçar sim! Vou preparar um almoço bem gostoso. Que horas você vem?

— 12 horas estarei aí.

— Tá bom, vou correr aqui para dar tempo de fazer tudo.

— Vai lá, capricha.

Ela não gostou muito disso, não gostava de fazer nada às pressas, ainda mais que ela tinha feito bastante almoço no sábado para ficar para o domingo, não queria cozinhar. Ia ter que ir ao mercado, pois o que tinha era insuficiente para duas pessoas e não tinha nada para fazer, ou seja, uma situação bem desconfortável. Mas como havia combinado precisava fazer tudo logo.

Foi ao mercado e mesmo pegando poucas coisas a compra deu quase R$ 50,00, era o dinheiro que ela tinha para passar o resto do mês, seu coração se apertou mais ainda.

Quando chegou em casa já eram 11h15. Foi tomar banho e se arrumar, quando ele chegasse estaria preparando a comida ainda, outra coisa que ela não gostava, sempre recebia suas visitas com o almoço quase pronto.

Concentrou-se no preparo do almoço até que percebeu que já tinha passado bastante tempo, ao olhar para o relógio constatou que já eram 12h10, correu para pegar o celular e não tinha nenhuma mensagem dele.

— Oiiii, já está vindo? Lembra qual é o bloco e apartamento?

Visualizou e não respondeu.

O aperto no peito voltou.

Voltou a se concentrar na comida, estava quase pronta.

Meio-dia e quarenta, o almoço estava pronto e ele não havia respondido ainda.

Resolveu ligar, não aguentava mais essa situação! E quando o visse falaria sério com ele sobre essa atitude.

Ligou, chamou duas vezes e a chamada foi encerrada.

Ligou de novo: encerrada.

Mais uma vez: deu desligado.

Ela foi para o WhatsApp sem nem saber o que falar direito, sua raiva a cegava.

Quando abriu a conversa e ia começar a digitar a foto dele sumiu.

Um gelo percorreu todo o seu corpo. Seu estômago apertou a ponto de ela segurar o vômito que veio automaticamente, mas a pior sensação, sem dúvida, foi no coração: era como se uma lança enorme e afiada entrasse em seu peito, a dor era fina, aguda, insuportável. Ela não conseguia respirar direito. Tudo começou a rodar. Ela, com os olhos fechados, começou a tatear procurando algo para se segurar, sentiu a parede, segurou e devagar foi se encostando, mas o embrulho em seu estômago aumentou e ela teve que sair correndo para o banheiro. Vomitou, e quanto mais vomitava mais dores sentia, mais dificuldade para respirar sentia, quando terminou estava muito fraca, então deitou-se no chão, tonta.

Ficou olhando para o teto do banheiro por um tempo indeterminado, estava em estado de choque, o gelo tomara conta do seu corpo, estava fraca, sua cabeça começou a doer e sentia uma dor fortíssima no peito, era física, estava começando a ficar preocupada.

Tentou se levantar, mas estava fraca e tonta demais, então deitou-se de novo.

Ramsés estava a seu lado miando muito, parecia que perguntava o que estava acontecendo. Sem respostas parou de miar e subiu em sua barriga, começou a cheirá-la, miou mais um pouco.

— Vai passar, meu amor, vai passar...

Ele, como se entendesse, deitou-se em seu peito e olhando fixamente em seus olhos começou a ronronar. Até que veio um pensamento:

— Uai, talvez ele só tenha tirado a foto.

Lentamente ela foi se levantando para pegar o celular e mandar uma mensagem.

— Thiago?

Não chegou.

Ligou para sua amiga.

— Parceira, acho que o Thiago me bloqueou! Ele ficou de vir almoçar aqui e quando liguei para ver se estava chegando ele encerrou a ligação e logo depois a foto sumiu.

— Caralho, parceira, me dá o número desse filho da puta aí.

Ela passou e ficou olhando ansiosa para o celular.

Dois minutos depois sua amiga mandou print do contato, mostrava a foto dele, ou seja, ele realmente a bloqueou.

— Parceira, vem pra cá. Não gosto de saber que está sozinha, sei como você está, te conheço.

Ela não respondeu. Não queria ver ninguém, nem falar com ninguém.

Desligou o celular e foi para sua cama, deitou-se e ficou olhando para o teto, sem saber o que fazer. A dor em seu peito foi aumentando, a cada lembrança, cada tentativa de entender o comportamento dele, cada busca de um erro para afastá-lo assim seu peito apertava mais. Não tinha forças para reagir. Queria, mas não conseguia.

E o pensamento mais nefasto voltou:

— Nem sua mãe te suporta, porque ele suportaria?

Fechou os olhos e chorou.

Ficou assim, imóvel, com os olhos fechados e chorando, por muito tempo.

— Preciso reagir, mesmo com essa dor, preciso me mover.

Lembrou-se de uma palestra de Haroldo Dutra Dias, que ensinava que quando sentisse algo ruim que usasse uma estratégia infalível: fosse ler uma passagem do Evangelho, ouvir uma palestra, fazer uma caminhada e comer algo que gostasse, ou seja, fazer algo que alimentasse seu espírito e cuidasse do seu corpo.

Faria isso, só trocaria a ordem, pois ainda não tinha almoçado.

Enquanto almoçava colocou uma palestra do Haroldo para assistir, ao terminar fez uma meditação, abriu o Evangelho ao acaso para ler uma mensagem e caiu a seguinte:

"HONRAI A VOSSO PAI E A VOSSA MÃE".

Ela olhou incrédula!

— É sério isso, Deus? Está brincando, só pode.

Resolveu ler mesmo assim, indignada, até que uma parte chamou sua atenção:

"Certos pais, é verdade, menosprezam seus deveres e não são para os filhos o que deveriam sê-lo; mas cabe a Deus puni-los e não aos seus filhos, não cabe a estes censurá-los, porque talvez eles próprios merecessem que fosse assim.".

Aí foi demais para ela, uma revolta tomou conta do seu corpo.

— Até o Senhor está falando que eu mereço ficar sozinha, Deus? Até o Senhor está falando que tudo que passei foi por merecimento? Eu fui tão ruim assim que mereço ser constantemente abandonada?

Sua raiva era tanta que chorava compulsivamente, sua vontade era jogar o Evangelho na parede, rasgar e tacar fogo depois.

— Vou correr até não aguentar ficar em pé, isso sim. Não consegui comer muito mesmo, não vou passar mal.

Trocou de roupa, colocou sua *playlist* preferida, e foi correr.

Lembrou-se de que não tinha respondido sua amiga ainda, tinham várias ligações dela e, quando abriu a conversa, tinham várias mensagens.

— Responde, porra, estou preocupada.

Era a última. Mandou um áudio:

— Parceira, está tudo bem, estou fazendo umas coisas aqui para me distrair. Vou correr agora. Obrigada por tudo, viu? Te amo.

Sua amiga respondeu na hora.

— Tudo bem, estou aqui, você sabe. Te amo também.

Correu até suas pernas tremerem, isso não foi muito, pois estava fraca, então começou a caminhar. Toda vez que um pensamento sobre o Thiago vinha ela se imaginava em uma ocorrência, ou dirigindo uma viatura, a cada pensamento ela substituía por algo relacionado à polícia. Não sabia o que a cansava mais: caminhar ou esse esforço absurdo para substituir os pensamentos. E entre esses pensamentos, memórias de sua infância insistiam em voltar, e o rosto de sua mãe aparecia.

— Cara, o que está acontecendo? Parece obsessão! O que minha mãe tem a ver com essa situação?

Agora seu esforço era dobrado: substituir os pensamentos relacionados à mãe e ao Thiago.

Estava imensamente cansada, física, emocional e mentalmente. Tomou um banho demorado, com seus sabonetes preferidos.

Decidiu tomar outro remédio para dormir. Mesmo cansada sua mente não parava, não conseguiria dormir, com certeza.

Ao deitar-se sentiu Ramsés pulando na cama, já foi "amassar pãozinho" e ronronar.

— Meu companheirinho tão carinhoso, o que seria de mim sem você, Ramsés?

— Miau.

— Eu sei, também te amo.

Dormiu.

Capítulo 12

Seu celular despertou, que bom, voltaria à sua rotina, ficaria mais fácil esquecer.

Quando foi arrumar seu café lembrou-se da quantidade de comida que tinha, resolveu levar para dividir com duas colegas de trabalho.

Tomou seu café caprichosamente preparado.

Meditou.

Fez sua prece.

Fez uma aula de yoga da Pri Leite de 15 minutos.

Tomou banho, arrumou-se e saiu.

Durante todo o trajeto se concentrou nas músicas de sua *playlist* "motivação", estava empenhada mesmo em esquecer, continuava na estratégia: "Substitua pensamentos negativos por pensamentos positivos".

No trabalho se concentrou totalmente, almoçou com as colegas, conversou, tentou se distrair ao máximo, mas, mesmo com todo o esforço empenhado, seu peito doía, sua mente estava inquieta e uma tristeza a dominava.

No ônibus, na volta para casa, ela teve uma sensação muito estranha. Sentia como se uma onda gigante se formasse à sua volta e teve certeza que seria afogada. Sentia a pressão, a agitação e a densidade da água. Automaticamente olhou para os lados, pois a sensação era real que estava no meio do mar agitado, e então tudo começou a escurecer, seu peito apertou e a tristeza foi aumentando, assim como as ondas de sua mente. Ela olhou para trás e viu uma imensa onda pronta para quebrar em cima dela. Um medo a dominou, a paralisou. Ela realmente se via no meio do mar, e além da agitação e certeza que seria afogada, estava tudo escuro.

Foi ficando tonta.

— Deus, me ajuda, o que está acontecendo?

Sentiu um alívio, o mar se acalmou. Uma senhora que estava sentada perguntou:

— Está tudo bem, minha filha? Você está pálida. Quer sentar?

— Não, obrigada. Estou bem, sim.

Mas não estava, o medo e uma fraqueza a dominavam.

Percebeu que sua parada estava chegando, foi caminhando lentamente para o final do ônibus.

Quando desceu e sentiu o vento em seu rosto se acalmou mais facilmente, mas essa sensação começou a intrigá-la, nunca havia sentido nada nem parecido. A sensação de estar no mar foi muito real, parecia mesmo que ia morrer afogada. Embora a fraqueza e o medo tivessem sumido, a tristeza aumentou e muito. Seu peito voltou a doer.

Ao chegar na creche para pegar seu filho sentiu um grande alívio ao abraçá-lo. A saudade e o amor dele foram como um bálsamo na dor dela. Iria dedicar toda sua noite para ele.

— O que você quer lanchar, meu amor?

— Amendoim com Nescau.

— Está bem, mamãe vai preparar.

— Você brinca comigo, mamãe?

— Claro, gostoso.

— Coloca Bita.

— Tá bom.

Assim o fez, sentou-se no chão do quarto do filho ao som de Bita e brincaram por mais de uma hora. Esqueceu-se de tudo vendo a alegria do filho. Percebeu que ficou tão imersa em sua história com o Thiago que acabou nem pensando no filho nos últimos dois dias. Sentiu-se péssima por isso, com certeza era bem pior que não estudar por estar ansiosa. Seu filho era a pessoa mais importante e amada de sua vida, e por causa de um cara tinha ficado dois dias sem pensar nele. Repreendeu-se de novo e prometeu para si mesma que isso nunca mais se repetiria.

— Meu amor, posso te abraçar?

O filho veio com os bracinhos abertos e se jogou em seus braços.

— Por que está chorando, mamãe?

— Por que eu te amo tanto que até dói.

— Eu também te amo você.

— Oh, meu amor, você é tão lindo, luz da minha vida.

— Me solta agora, tá bom? Eu quero brincar.

— Tá bom, mas antes vou te encher de beijos.

Ela fez cosquinha nele e o beijou várias vezes, que momento maravilhoso. Eles riram muito com a tentativa dele de se soltar e ela o agarrando cada vez mais forte.

— Está na hora de dormir, né?

— Tá bom, você dorme comigo hoje?

— Durmo sim, meu amor.

Ela o colocou na cama e fez carinho nele até que ele dormisse.

— Vou tentar estudar. Mas antes vou ler um pouco, vou pegar aquele livro de contos de Machado de Assis que separei.

— Deitou-se na rede e quando ia abrir o livro lembrou que a última vez que esteve ali foi com o Thiago.

Sentiu a onda de novo, e dessa vez todo aquele cenário formou-se mais rápido.

Medo, dor, fraqueza. Já não aguentava mais lidar com isso.

— Vou tomar um remédio, vou dormir, é melhor.

Quando chegou na cozinha e pegou sua caixinha de remédios pensou:

— Cara, é o terceiro dia seguido tomando remédio para dormir, nunca precisei disso. Que porra é essa? O que está acontecendo comigo?

Ficou olhando para o remédio em sua mão um tempo.

— Foda-se, não vou ficar sem dormir.

Tomou o comprimido e foi deitar-se.

Capítulo 13

Ouviu um zumbido, era um som agudo e angustiante, ainda meio grogue acordou e ao olhar o relógio viu que ainda eram 3 horas da manhã.

— Deveria ter tomado dois comprimidos, se tomar outro agora vou acordar tarde.

Virou para o teto.

Tentou não pensar em nada, mas claro, foi inútil.

Suas lembranças começaram pelo primeiro olhar trocado, o primeiro beijo, as conversas e a noite maravilhosa. Quando chegou no domingo após o cinema seu peito já estava doendo de novo.

Mas dessa vez com a dor veio uma irritação.

— Isso não tem lógica! Por mais que a noite tenha sido maravilhosa, por mais que tenha existido uma conexão surreal, coisa que nunca senti, não tem sentido essa dor monstruosa! Uma vez, uma transa... está completamente desproporcional.

Então ela lembrou-se do que sua psicóloga sempre falava: escreva quando estiver sentindo algo que não consegue explicar, assim você coloca para fora e começa a entender, pois trará forma ao que está sentindo.

Resolveu fazer isso, precisava mesmo entender por que sentia essa dor absurda e completamente irracional.

Sentou-se no local que sempre fazia suas meditações e preces e pegou um caderno. Travou.

Ela sabia que algo gigantesco estava para sair, pois imagens de sua infância e o rosto de sua mãe vieram com intensidade. Começou a tremer e a chorar.

— Não quero sentir toda aquela solidão de novo. Aquela dor do abandono, das humilhações... meu Deus, não vou conseguir lidar com isso.

Memórias começaram a vir truncadas, algumas ela não se lembrava da cena em si, mas dos tios e da avó paterna contando, e a pior, a que mais mostrava a crueldade da mãe, história que ela sentia prazer em contar:

— Minha filha, quando estava com seis meses, estava chorando com fome, desesperada, parecia que ia morrer, não adiantava eu falar pra ela esperar. Então, tirei a mamadeira do fogão e taquei na boca dela pra ela aprender a ter paciência.

Seis meses de idade. Paciência. Como um bebê pode aprender a ter paciência e com tamanha crueldade?

Lembrou-se da avó falando que várias vezes via os pais saindo enquanto era ela bebê e ia ao barraco cuidar dela, pois ela ficava no berço, com duas mamadeiras no canto, para quando sentisse fome pegar e tomar.

Um bebê, trancado igual bicho com a comida do lado, sozinha.

A avó falava que várias vezes chegou e jogou o mingau fora, pois estava azedo. Depois dava peito para ela.

Os tios falavam de quantas vezes ela ficava em carne viva, pois suas fraldas não eram trocadas.

Abandono.

Solidão.

Crueldade.

As cenas de quando ficou maior eram as mesmas: trancada sozinha em casa. E no escuro, na maioria das vezes.

Seu choro se intensificou.

— Deus, não vou conseguir fazer isso, se só lembrar está doendo tanto, como vou conseguir escrever?

Ficou olhando para a folha em branco.

— Vai continuar doendo, se eu não mexer, limpar, essa ferida vai ficar aqui por mais vários anos me atrapalhando, me fazendo sofrer de forma inconsciente. Vai com dor mesmo.

E então começou...

Mãe

Eu sei que você sofreu muito, principalmente com a minha avó, conheço a crueldade dela. Outras coisas que não disse claramente eu consigo deduzir tranquilamente: ter sido abusada pelo seu padrasto. Conheço suas dores, infelizmente, e sabe como as conheço? Você fez tudo isso que sofreu comigo, e o que é pior, com um brilho maldito de satisfação no olhar. Com seus braços cruzados e sorriso no rosto, eu via a satisfação de me ver sofrer nos seus doentios olhos.

Sabe o que não consigo entender? Nem por um minuto você sentiu amor por mim? Nem por um segundo pensou em fazer diferente com sua filha? Não repassar o que sofreu? Quando engravidei, a Camila (intrometida como sempre) veio me falar que agora te entenderia e perdoaria, só ri, pois sabia que seria justamente o contrário: minha dor aumentaria, e foi o que aconteceu.

Quando peguei Pietro nos braços, quando ouvi seu choro a primeira vez, prometi para mim mesma que minha missão diária seria fazer com que ele se sentisse imensamente amado.

Como teve coragem de "tacar" uma mamadeira fervendo na boca de uma criança de seis meses? E ainda conta isso até hoje como se isso fosse bonito? Você é doente! Perversa, cruel, maldita. Meu Deus, escrevendo agora vejo o quanto te odeio.

Enquanto eu luto para que Pietro se sinta amado diariamente vejo que você, em sua covardia, me induzia ao suicídio, pois não tinha coragem de me matar, então era cruel constantemente para ver se eu me mataria.

Tentei várias vezes. Sou muito grata ao meu tio Sérgio que me levou ao Ineae e com isso me entreguei à doutrina Espírita.

Durante todos esses anos tentei racionalizar tudo que vivi contigo: eu mereci, coisas de outras vidas, eu supero. Autocuidado, vou me tratar, tudo... mas essa semana, após o sumiço do Thiago, comecei a sentir uma dor que se tornou física. Tentei racionalizar de novo, não dar importância, até tomar remédios três dias seguidos para dormir e ficar deitada 12 horas vendo uma série inútil ao invés de estudar. Não tinha forças, mesmo. Com a culpa por não estar estudando me lembrei da minha reprovação na PCDF e sua voz veio à minha mente falando que eu nunca passaria em uma prova do Cespe. Eu tinha 15 anos quando me disse isso.

Por que você me odeia tanto? Por que a maternidade não conseguiu transformar toda essa crueldade em amor, zelo? Eu olho para o Pietro quando estou com raiva às vezes e não dá para odiá-lo, querer machucá- -lo. Meu Deus, é tão pequeno e indefeso! Como machucar alguém assim? Deixar com fome? Sozinha, largada em um berço como bicho?

Por que você não me matou afogada? Não conseguiu uma vez, era só tentar de novo. Deixasse a janela fechada para a vizinha não me socorrer como na primeira vez, simples assim.

Você me odeia, isso é um fato.

E durante anos me odiei também.

Até no dia 28/05/2018 quando minha vida passou a ter sentido. Pietro me libertou, o amor do meu filho é a luz da minha vida.

Só que infelizmente esse amor não conseguiu me fazer esquecer esse tumor no meu coração. Preciso me libertar desse ódio. Não aguento mais sofrer, me sentir indigna de ser amada, de me sentir um peso na vida das pessoas que amo.

Hoje, se eu não tivesse o Pietro, eu me mataria, pois não estou nem conseguindo respirar com essa dor.

Fiz um quadro com fotos das pessoas que fazem com que me sinta amada para aliviar tudo isso que sinto: rejeição, desprezo, ódio... mas tem dias, como hoje, que não resolve nada, simplesmente porque o pensamento que me toma é um só: não sou capaz de ser amada nem por quem me gerou.

Você me odeia.

Você me rejeita.

Você sente desprezo por mim.

Você sente prazer em me ver sofrer.

Você é doente.

Não quero te ver ou falar com você. Nem ouvir sua voz. E não vou me sentir culpada.

Espero que um dia você seja capaz de amar, contudo confesso que quero estar bem longe. Vou me curar de você. Ah, eu vou.

Chorava compulsivamente. Sentia como se alguém tivesse enfiado uma faca em uma ferida aberta que ainda sangrava. A dor era insuportável.

Entretanto uma coisa ficou clara: não era o sumiço do Thiago que estava causando toda aquela dor, mas esse comportamento ligou um gatilho: abandono e rejeição.

Talvez a intensidade da história deles tenha feito com que essa dor viesse mais potente.

Beleza, estava explicado, mas por que a dor não diminuía, não cessava?

Várias cenas de sua infância vieram em sua mente e todas com sua mãe de braços cruzados e rindo dela. Ver o sarcasmo e a satisfação em seus olhos era o que mais doía.

— Eu quero morrer, eu preciso morrer. Morrer não, deixar de existir, evaporar. Deus, pra quê você me criou? Pra quê?

A imagem do filho veio à sua mente.

— Não posso morrer e deixar Pietro e Ramsés. Mas posso levá-los comigo.

Ao falar isso paralisou e sentiu um gelo percorrer seu corpo. Sua dor era tanta assim a ponto de pensar em matar o filho? Por que ela chegou a esse ponto? Que mãe era essa?

A dor passou para desespero.

Ajoelhou-se.

Entre lágrimas olhou para cima, tentou falar:

— Deus, o que está acontecendo comigo? Que dor é essa?

Palavras ditas sussurradas.

Abaixou-se, sua vergonha não permitia que ficasse ereta. Não era digna nem de citar o nome do Senhor após pensamento tão horrendo.

E então, com a cabeça encostada no chão, ela falou, de forma quase inaudível:

— Me perdoa, Pai, estou desesperada. Quero morrer, mas nunca deixaria meu filho. Socorro, eu não sei como agir.

Ela gemia.

Suas lágrimas banhavam o chão.

Tentava falar, explicar-se, no entanto sua dor a impossibilitava, sentiu um nó na garganta, só saíam gemidos inexprimíveis.

Colocou as mãos na cabeça e começou a puxar seus cabelos com força.

— Eu sou indigna do seu perdão, do seu amor...

Algo começou a mudar.

A energia do ambiente mudou e ela imediatamente sentiu alívio, como se uma mão tocasse seu peito e tirasse aquela dor.

O choro mudou de desespero para alívio, gratidão.

Um rio passando em cima de uma fogueira. A calmaria, o aconchego, o perdão, e o melhor: o refúgio.

O alívio foi tanto que ela relaxou completamente seu corpo e deitou-se. Encolheu-se para caber naquele colo que sentiu em torno de si. O refúgio prometido, o amor que cobre todos os pecados.

Seu choro cessou.

Sua dor cessou.

E quando a paz se instaurou no ambiente e em seu coração, ela ouviu claramente:

— Minha filha, Estou aqui contigo. Converse com seu psiquiatra e psicóloga para te ajudarem, você está em sofrimento profundo, precisa aceitar que pode receber ajuda. Seja forte e corajosa, não desanimes, filha, Eu estou contigo.